NOTE

SUR UNE CAUSE PEU CONNUE

DU

BOURDONNEMENT

D OREILLE

PAR LE Dr M BOUDET DE PÂRIS

ancien interne des l ôpitaux de Paris

PARIS

LIBRAIRIE DES SCIENCES MEDICALES

Vve FREDERIC HENRY

1 rue de l Ecole de Médec ne 13

—

1880

OUVRAGES DU MÊME AUTEUR

En vente à la même librairie

Notice sur un nouveau Stéthoscope, une brochure. 0 75

Des applications du Téléphone et du Microphone à la physiologie et à la clinique, 1 vol. in-8° avec figures dans le texte.................. 4 »

De l'élasticité musculaire, une brochure in-8°... 2 »

NOTE SUR UNE CAUSE PEU CONNUE

DU

BOURDONNEMENT D'OREILLE (1)

La cause du Bourdonnement d'oreille, ce symptôme commun à la plupart des affections de l'appareil auditif, est généralement rapportée à une excitation des terminaisons nerveuses de la huitième paire. D'après les physiologistes et les médecins auristes, cette excitation est produite tantôt directement, lorsque l'oreille interne est elle-même le siége du mal, tantôt indirectement et par un accroissement de pression du liquide labyrinthique, lorsque la maladie atteint les portions accessoires de l'organe de l'ouïe.

Quelques observations que j'ai pu faire à ce sujet me portent à douter qu'il en soit toujours ainsi, et, malgré la grande autorité des maîtres qui soutiennent la théorie de l'excitation, je n'hésite pas à croire que, dans beaucoup

(1) Communication faite à la Société de Biologie le 30 octobre 1880.

de cas, le bourdonnement d'oreille ne doit pas être attribué à cette seule cause.

Lorsqu'une altération quelconque a touché l'oreille interne (inflammation des canaux semi-circulaires ou du limaçon, carie du rocher, etc.), on comprend facilement que les rameaux terminaux du nerf auditif, atteints directement, engendrent le bruissement continu désigné sous le nom de bourdonnement; car toute excitation du nerf auditif doit provoquer un bruit, de même que toute excitation du nerf optique s'accompagne d'un éclat lumineux, et le bourdonnement, en ce cas, est l'analogue des phosphènes. Je dois rappeler cependant que dans ces cas de lésion locale, les malades accusent plutôt un bruit de *sifflement* que de véritable bourdonnement. Voilà pour l'excitation directe.

Mais lorsqu'un corps étranger ou un amas de matière cérumineuse bouche le conduit auditif externe, ou bien lorsque la trompe d'Eustache est oblitérée par un épaississement de la muqueuse, l'excitation, d'après la théorie si bien résumée par MM. S. Duplay et Tillaux, résulte de la compression exercée par le liquide labyrinthique sur les terminaisons nerveuses. Afin de faciliter la discussion, je rappellerai ici comment M. S. Duplay explique les accidents et principalement le bourdonnement qui accompagnent l'obstruction de la trompe :

« L'air contenu dans la caisse ne pouvant se renou-
« veler est bientôt résorbé; l'équilibre de pression sur

« la membrane du tympan n'existe plus; et celle-ci est « refoulée en dedans par la pression atmosphérique qui « s'exerce sur sa face externe. Or la physiologie nous « enseigne que la membrane du tympan ne peut se porter « en dedans sans entraîner dans le même sens la chaîne « des osselets; il en résulte que la base de l'étrier est « enfoncée dans la fenêtre ovale et comprime le liquide « labyrinthique. » (1)

Quelque logique que soit cette théorie, elle me paraît cependant passible de certaines objections. On sait, en effet, que généralement l'obstruction de la trompe cède, momentanément du moins, à une injection d'air pratiquée soit avec la sonde, soit simplement d'après la méthode de Politzer; or, dans beaucoup de ces cas, le bourdonnement réapparaît aussitôt l'injection d'air terminée; il faudrait donc en conclure que cette masse d'air a été résorbée en quelques secondes? Je ne crois pas la muqueuse douée d'une telle puissance de résorption, surtout lorsqu'elle est atteinte d'inflammation. La raréfaction rapide de l'air à l'intérieur de la caisse s'explique beaucoup plus aisément si l'on admet que la muqueuse épaissie de la trompe joue le rôle d'une soupape, qui s'ouvre à chaque mouvement de déglutition pour laisser échapper l'air

(1) S. Duplay —
Traité élém. de pathologie externe, tome IV, page 86.

aspiré par le pharynx mais qui s'oppose à la rentrée de cet air qui n'a plus la pression suffisante pour vaincre l'obstruction.

En second lieu, une fois que le vide est fait à l'intérieur de la caisse tympanique, pourquoi la différence de pression n'agirait-elle que sur la membrane du tympan ? Il me semble que l'aspiration exercée par le vide doit se produire également sur les membranes des fenêtres ronde et ovale, d'où compensation de la déformation du tympan pour empêcher la compression du liquide labyrinthique. Toutefois cette question ne peut être élucidée que par la connaissance de la pression normale de ce liquide; j'ignore quelle est cette pression, mais je doute qu'elle soit inférieure à la pression atmosphérique.

Dans tous les cas, le jeu de la membrane de la fenêtre ronde ne peut qu'être facilité par la diminution de la pression à l'intérieur de la caisse, et l'on sait que le rôle de cette membrane est précisément de contrebalancer l'augmentation de pression dans l'oreille interne.

Le mécanisme invoqué par M. Tillaux dans l'affection connue sous le nom d'*otite scléreuse* est plus rationnel, mais il ne peut répondre qu'à certains cas particuliers. Voici en effet ce que dit cet éminent chirurgien : « Il se « forme également des brides, des fausses membranes, « qui, en se rétractant, rapprochent les parois l'une de « l'autre, en sorte que l'ombilic se déprime davantage « vers le promontoire et que l'étrier s'enfonce dans la

« fenêtre ovale » (1). Cette théorie ne résout rien lorsqu'il s'agit d'une simple obstruction de la trompe.

Ces quelques remarques font déjà présumer qu'il doit exister des conditions autres que celles indiquées dans la théorie classique pour la production du bourdonnement.

Mais voici un exemple encore plus probant : supposons qu'un corps étranger ou un bouchon de cérumen obstrue complétement le conduit auditif externe *sans entrer en contact avec la membrane du tympan;* c'est là un accident que l'on rencontre assez souvent dans la pratique, et toujours, quand l'oblitération du conduit auditif est complète, les malades se plaignent de bourdonnements. Doit-on admettre dans ce cas qu'il y a excitation du nerf acoustique? Mais alors, comment et par quelle voie cette excitation est-elle transmise à l'oreille interne? La théorie actuellement admise est sans explication à cet égard.

C'est précisément à ces diverses objections que je vais tenter de répondre, sans toutefois avoir la prétention d'appliquer le résultat de mes recherches à tous les cas dans lesquels il existe des bourdonnements d'oreille.

Il y a quelque temps, à la suite d'un coryza très-intense, je me réveillai un matin, complétement sourd de l'oreille gauche. Je ne m'aperçus pas tout d'abord de cette infir-

(1) Tillaux — Traité d'anatomie topographique, p. 123.

mité accidentelle, et le premier phénomène qui me frappa fut un très-fort bourdonnement, au moment même où ma tête quitta l'oreiller. Quelques minutes après, une personne m'ayant adressé la parole, je pus me convaincre que ce bourdonnement de l'oreille gauche s'accompagnait d'hémi-surdité. Toutefois, cet accident me paraissant d'un pronostic bénin, je résolus de laisser la maladie suivre son cours et d'en profiter pour étudier sur moi-même les conditions physiologiques du bourdonnement.

Tout d'abord, pour bien m'assurer de ma surdité, je tâtai mon acuité auditive avec la montre. L'oreille droite percevait le tic-tac à plus de quarante centimètres : la gauche au contraire n'entendait plus rien à un ou deux centimètres. Mais si la montre *touchait* le pavillon de l'oreille, ses battements devenaient beaucoup plus intenses du côté malade; le tic-tac retentissait fortement, puis il s'éteignait subitement dès que le contact de la montre avec l'oreille était interrompu. Ce premier fait établissait d'une façon certaine que le nerf acoustique était intact et que la lésion siégeait dans les parties accessoires de l'appareil auditif.

Je cherchai alors à me rendre compte de la nature même du bourdonnement, puis à m'expliquer sa cause. Le bruit, considéré en lui-même était d'une tonalité assez basse, continu, avec des renforcements, et je reconnus bien vite que ces renforcements se rattachaient à deux causes.

1° A la production de certains bruits extérieurs tels que le roulement des voitures sur le pavé de la rue;

2° A certains mouvements de la tête et du cou.

Les renforcements par les bruits extérieurs s'expliquaient naturellement; en effet, il était plus que probable que l'inflammation des fosses nasales gagnant la muqueuse de la trompe d'Eustache avait provoqué l'oblitération de ce conduit et que la caisse du tympan, hermétiquement bouchée, était devenue une caisse de résonnance; il se produisait là un phénomène analogue à celui qui a lieu lorsqu'on approche un coquillage de l'oreille. Si je n'entendais pas nettement les paroles prononcées à côté de moi, cela tenait, non pas à une véritable diminution de la puissance auditive, en tant que faculté nerveuse, mais à ce que le bourdonnement, augmenté par les vibrations vocales m'empêchait de saisir leur articulation. L'augmentation du bruit de la montre appliquée sur l'os temporal était un phénomène du même ordre. Mais cela n'expliquait ni la *continuité* du bourdonnement, ni les variations d'intensité produites par les diverses inclinaisons de la tête.

Me rappelant que le bourdonnement d'oreille est généralement attribué à une rupture d'équilibre entre les pressions intra et extra-auriculaires, je tâchai d'agir sur ces pressions, d'abord en effectuant une série de déglutitions, les narines étant maintenues fermées, puis en pratiquant une aspiration extérieure sur la membrane du tympan, au moyen d'un tube de caoutchouc qui oblitérait complétement le conduit auditif externe et dont l'autre extrémité communiquait avec l'intérieur d'une ventouse. Le résultat fut absolument nul dans les deux cas; le bourdonnement continua tout aussi intense et sans modification dans sa tonalité. Or, d'après la théorie rapportée plus haut, cette dernière expérience aurait dû faire cesser le bourdonnement, puisque le tympan, attiré vers le dehors, ne pouvait plus exercer de pression sur la fenêtre ovale par l'intermédiaire de la chaîne des osselets.

Je tentai alors l'expérience contraire, c'est-à-dire que je cherchai à augmenter la pression intra-tympanique d'après le procédé de Politzer. Cette fois le succès fut complet, mais à un tout autre point de vue; au premier essai, j'éprouvai un tel vertige que je fus obligé de m'étendre sur le lit pendant plusieurs minutes.

J'expérimentai ensuite en comprimant la carotide, afin de voir si l'arrêt, ou du moins la diminution de la circulation artérielle aurait un effet quelconque. La pression sur l'artère n'amena aucun changement; seulement, en cherchant à comprimer le vaisseau, je remarquai, comme je l'ai déjà dit tout à l'heure, que le bourdonnement devenait beaucoup plus fort lors de certaines inclinaisons de la tête; le maximum était atteint quand je tournais la face en haut et à droite. Au contraire, si je laissais tomber la tête sur l'épaule gauche, en mettant dans le relâchement complet tous les muscles de ce côté du cou, le bourdonnement diminuait au point de cesser presque complétement.

Après avoir nombre de fois vérifié le fait, je pus donc établir ce rapport de cause à effet : l'intensité du bourdonnement augmentait avec la contraction des muscles du cou et diminuait en même temps qu'elle ; le maximum du bruit était atteint avec le maximum de contraction du muscle sterno-cleido-mastoïdien ; bien plus, la tonalité du bruit s'élevait à mesure que la contraction musculaire devenait plus énergique.

Dans un autre travail (1), j'ai démontré que le bruit musculaire pouvait augmenter d'intensité et s'élever en tonalité dans deux circonstances : 1° lorsque la contraction devient plus forte ; 2° lorsque le muscle est plus tendu par des tractions faites sur ses points d'attache. Par conséquent, je devais pouvoir augmenter le bourdonnement, non-seulement par la contraction énergique du sterno-mastoïdien gauche, mais aussi en tendant fortement le même muscle par l'inclinaison latérale de la tête sur l'épaule droite ; l'expérience répondit pleinement à mon attente. Quant à l'action prédominante du sterno-mastoïdien, elle est due à l'insertion de ce muscle sur l'apophyse mastoïde, c'est-à-dire sur un point très-rap-

(1) Boudet de Pâris — Dés applications du Téléphone et du Microphone à la physiologie et à la clinique.

proché de l'oreille; en outre les cavités dont cet os est creusé en font une véritable caisse de résonnance additionnelle.

Afin de mieux me rendre compte de tous ces phénomènes, j'appliquai sur le sterno-mastoïdien du côté malade les deux rhéophores d'une bobine d'induction; chaque contraction du muscle détermina une véritable bouffée de bourdonnements, et, en faisant varier la vitesse des interruptions du courant inducteur, je pus suivre avec l'oreille malade les divers degrés de contraction musculaire correspondant à ces variations du courant. La même expérience tentée du côté droit resta sans résultat.

La conclusion devenait facile à tirer : *le bourdonnement n'était autre que le bruit musculaire renforcé par une caisse de résonnance*, et cette caisse dans le cas actuel, était formée par la caisse du tympan dont la communication avec l'air extérieur se trouvait interrompue.

Mais si cette interprétation est vraie, on doit observer le bourdonnement toutes les fois qu'une caisse de résonnance est artificiellement ou pathologiquement annexée à l'appareil auditif; l'expérimentation et l'observation clinique répondent affirmativement.

Voici d'abord pour l'expérimentation; mais je dois prévenir que, pour qu'elle réussisse bien, il faut avoir soin de se mettre dans des conditions de silence absolu; je la pratique ordinairement le soir, à l'abri des bruits extérieurs. Chez un sujet dont l'ouïe est en parfait état, j'oblitère l'entrée du conduit auditif externe au moyen de deux petits tampons de bois recouverts de caoutchouc; deux embouts de stéthoscope, par exemple, dont on a bouché les orifices. Si cette occlusion du conduit auditif est absolument complète, ce qui est toujours très-difficile à obtenir, le sujet entend immédiatement le bruit de ses muscles du cou au repos. Dans tous les cas, il entendra toujours le bruit de la contraction musculaire, surtout lorsqu'on lui fait contracter ses sterno-mastoïdiens et ses massèters. En expérimentant sur moi-même, j'arrive très-bien à reconnaître l'élévation du bruit musculaire correspondant à l'accroissement d'énergie de la contraction. On sait que cette remarque a déjà été faite par mon savant maître, M. le professeur Marey.

La pathologie nous fournit des exemples aussi probants; l'observation suivante qui m'a été remise tout récemment par mon excellent ami et collègue M. le docteur Loviot a trait précisément à l'un de ces faits si fréquents d'occlusion, non plus de la trompe comme dans mon propre cas, mais bien du conduit auditif externe, comme dans l'expérience que je viens de rapporter.

« La semaine dernière je fus appelé à examiner M. L..., âgé de 28 ans, qui se plaignait d'une diminution de l'ouïe et de bourdonnements de l'oreille gauche. La portée auditive était très-diminuée de ce côté, et il fallait rapprocher la montre presque jusqu'au pavillon de l'oreille pour qu'il en perçût les battements. Du côté opposé, l'acuité auditive était normale. Lorsque la montre était appliquée sur la paroi osseuse, son tic-tac était entendu nettement des deux côtés et même un peu mieux du côté malade. Ce phénomène était du reste peu apparent, et si je n'avais pas interrogé le malade à son sujet, il ne l'aurait point signalé. On sait, en effet, que l'oreille interne étant saine, et c'était le cas ici puisque la montre appliquée sur les os était bien entendue, c'est le côté malade, lorsque l'on fait cette épreuve, qui est impressionné avec plus d'intensité.

« Il s'agissait donc d'une affection de l'appareil de transmission et non de l'appareil de réception. L'absence du catarrhe pharyngien, d'écoulements récents ou anciens du conduit auditif externe, etc., me portèrent à penser qu'il s'agissait probablement d'une obstruction du conduit auditif externe. A l'examen au spéculum, impossible de voir la membrane du tympan du côté gauche. On n'apercevait au fond du conduit que du cérumen et de l'épithélium.

« Le malade, interrogé sur les antécédents, ne put me fournir aucun renseignement. Il s'était aperçu un beau jour qu'il entendait moins de son oreille gauche, et petit à petit il fut gêné par des bourdonnements.

« Des injections méthodiques poussées dans le conduit auditif amenèrent bientôt au niveau de son orifice, avec une quantité notable de cérumen, un corps étranger que je pus saisir et que je reconnus pour être un tampon d'ouate. Le malade se rappela alors qu'il avait dû s'introduire un peu d'ouate dans l'oreille, il y a environ six mois — c'était un tampon qu'il avait oublié. Immédiatement, surdité et bourdonnements cessèrent, et je pus apercevoir au spéculum la membrane tympanique.

« En somme, ce fait serait assez vulgaire, s'il ne m'avait fourni l'occasion de vérifier les idées émises au sujet du bourdonnement d'oreille par mon excellent ami le docteur Boudet de Pâris. Sans entrer dans la discussion qu'il doit exposer lui-même, j'ai pu à volonté, avant l'opération, produire le bourdonnement du côté gauche, lorsqu'il n'existait pas, ou le renforcer lorsqu'il existait, rien qu'en faisant contracter le sterno-cleido-mastoïdien du côté correspondant, c'est-à-dire en faisant fléchir la tête et en dirigeant la face du côté opposé. La première fois que je fis cette expérience sur mon malade, l'effet fut si net et si intense, qu'il ne partagea pas du tout la satisfaction que je lui manifestais. Du côte sain, l'expérience du même genre ne donna lieu à aucun effet. Lorsque son conduit auditif fut libéré, l'épreuve, faite de nouveau, fut sans résultat.

« Ce fait vient donc confirmer l'opinion du docteur Boudet de Pâris, que ce sont les bruits musculaires renforcés qui constituent le bourdonnement et je suis persuadé avec lui que, si l'attention était dirigée de ce côté, les observations confirmatives ne manqueraient pas. »

Cette observation, on le voit, est semblable à la mienne, à part la nature même de l'occlusion. Pour en revenir à mon cas personnel, je dois ajouter que le bourdonnement a duré une semaine environ ; il a commencé à devenir intermittent, irrégulier, vers le quatrième ou cinquième jour, au moment où la sécrétion muqueuse était devenue plus séreuse. Pendant toute cette période et les quelques jours qui ont suivi, j'ai eu de fréquents vertiges, mais seulement lorsque je me mouchais, c'est-à-dire lorsque j'augmentais *subitement* la pression à l'intérieur de la caisse tympanique.

De tout ce qui précède, je crois donc pouvoir conclure que :

1° Parmi les causes de bourdonnement d'oreille, il convient de faire entrer en ligne de compte *le renforcement du bruit musculaire par une caisse de résonnance.*

2° La formation de cette caisse de résonnance est obtenue pathologiquement ou expérimentalement par l'occlusion d'une des cavités naturelles de l'appareil auditif, c'est-à-dire par l'obstruction du conduit auditif externe ou de la trompe d'Eustache.

Imp. J. MAYET et Cie à Lons-le-Saunier.

www.ingramcontent.com/pod-product-compliance
Lightning Source LLC
LaVergne TN
LVHW021531140926
848035LV00047B/1303

* 9 7 8 2 0 1 4 1 1 4 7 3 7 *